MALADIES DU FOIE

TRAITÉES AVEC UN IMMENSE SUCCÈS

A LA STATION THERMALE DE VICHY

PAR LE

Dᴿ J. BLANCHET

ANCIEN DIABÉTIQUE

MÉDECIN CONSULTANT A VICHY

ANGLE DU BOULEVARD NATIONAL ET DE LA RUE LUCAS

Membre correspondant de la Société médico-pratique de Paris,
Membre titulaire de la Société d'Anthropologie de Paris,
Membre de l'Association française pour l'avancement des sciences,
Autrefois Médecin à l'Hôpital de Vincennes,
Couronné en Sorbonne (1ᵉʳ prix) pour son livre médical
contre l'Abus du Tabac (Section de Médecine).

3ᵉ ÉDITION

PRIX: 1 FRANC

VICHY

WALLON, IMPRIMEUR-ÉDITEUR

ET CHEZ LES LIBRAIRES.

MALADIES DU FOIE

TRAITÉES

AVEC UN IMMENSE SUCCÈS

A LA

STATION THERMALE DE VICHY

MALADIES DU FOIE

TRAITÉES AVEC UN IMMENSE SUCCÈS

À LA STATION THERMALE DE VICHY

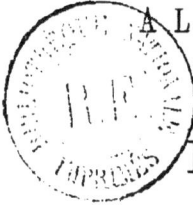

PAR LE

Dʀ J. BLANCHET

ANCIEN DIABÉTIQUE

MÉDECIN CONSULTANT A VICHY

ANGLE DU BOULEVARD NATIONAL ET DE LA RUE LUCAS

Membre correspondant de la Société médico-pratique de Paris,
Membre titulaire de la Société d'Anthropologie de Paris,
Membre de l'Association française pour l'avancement des sciences,
Autrefois Médecin à l'Hôpital de Vincennes,
Couronné en Sorbonne (1ᵉʳ prix) pour son livre médical
contre l'Abus du Tabac (Section de Médecine).

PRIX: 1 FRANC

VICHY

WALLON, IMPRIMEUR-ÉDITEUR
ET CHEZ LES LIBRAIRES.

INTRODUCTION

Mon petit livre s'adresse aux malades, il sera court, bref, conçu en termes tels qu'il pourra être compris, suivi, par le patient lui-même ; il l'éclairera, le guidera, lui fera comprendre sa position, son état ; lui enseignera surtout les moyens de se guérir.

Les maladies du foie sont nombreuses, très-nombreuses, aussi je ne parlerai que de celles traitées à Vichy avec guérison ou grande amélioration.

Il y a les abcès du foie, l'apoplexie
du foie, l'atrophie du foie, le cancer
du foie, la cirrhose, les concrétions
biliaires, les congestions sanguines,
l'emphysème, l'état gras, le fongus, la
gangrène, les hydatides, l'hypertrophie.
l'induration, l'inflammation, les kystes,
la névralgie, le ramollissement, etc.,
etc.

C'est au médecin à diriger le malade
dans ce dédale, c'est à lui de dire :
prenez à telle fontaine et buvez à telle
dose ; ou bien, n'allez pas à telle source,
elle vous serait nuisible ; à lui de répé-
ter les paroles du docteur Kuln : « Si je
ne dois pas nécessairement la guérison
à mes clients, je dois toujours mes bons
conseils et la vérité. »

MALADIES DU FOIE

PHYSIOLOGIE DU FOIE

Il est absolument nécessaire dans un ouvrage sur les maladies du foie traitées à Vichy, de donner aux malades une idée de l'organe et du siége de ces maladies si communes, si variées. Quelques mots de description physiologique et anatomique suffiront à notre sujet. (Voir la figure page 13).

Le foie est la plus grosse glande de l'économie; il occupe tout l'hypochondre droit (flanc droit) et s'avance jusqu'à la région épigastrique (estomac) parfois à l'hypochondre gauche (flanc gauche). Son diamètre transversal n'a pas moins de 25 à 30 centimètres ; il pèse de 1,500 à 2,000 grammes. Placé comme sur un coussinet, formé par les intestins et l'estomac, on le trouve souvent descendu dans la fausse iliaque droite, surtout chez la femme, ce qui est dû, sans doute, à la pression exercée par des corsets trop serrés. Il varie selon l'âge, la maladie, les individus ; sa structure est friable, fragile, sujette à se déchirer. Dans la position horizontale, il ne dépasse pas les 7 à 8 dernières côtes qui le protègent contre les accidents du dehors ; dans la position verticale, il les déborde un peu, suite de sa pesanteur et du tiraillement qu'il exerce sur les ligaments l'unissant au diaphragme (large muscle qui sépare le ventre de la poitrine). Cet organe est très vasculaire et en même temps, le siége de la formation de la bile.

Vu l'importance de cette glande, je vais donner en 10 ou 15 lignes un aperçu de ses conduits sanguins ou biliaires.

La vésicule biliaire D est le réservoir de la bile comme la vessie est le réservoir de l'urine ; si les conduits de l'un ou de l'autre réservoir sont atteints, il y a accidents biliaires ou urinaires. Vichy guérit ou soulage sérieusement ces deux affections ; nous ne nous occuperons maintenant que du foie.

Au point de vue physiologique, le foie est un ensemble de lobules appliqués les uns contre les autres. Il reçoit le sang artériel par l'artère hépatique et le sang veineux par la veine-porte ; les lobes sont couleur rouge ou jaune.

La fonction principale du foie est la sécrétion de la bile qui contribue à la formation des matières fécales et à leur coloration.

L'estomac étant grossi après le repas, presse la vésicule biliaire (D) et lui aide à déverser la bile dans l'intestin (duodénum E).

Les excrétions intestinales résultent de trois parties différentes: 1° du résidu réfractaire à la digestion ; 2° des éléments de la bile ; 3° du mucus intestinal. Ce sont les principes colorants de la bile qui donnent aux matières fécales leur couleur caractéristique de jaune ou de vert ; ces matières sont brunes après leur séjour dans l'intestin. Si le canal cholédoque (B) ne conduit plus la bile dans l'intestin duodénum (E), elles deviennent blanches, sans coloration et la bile, passant alors dans le sang, donne aux tissus la teinte jaune (ictère) vulgairement jaunisse.

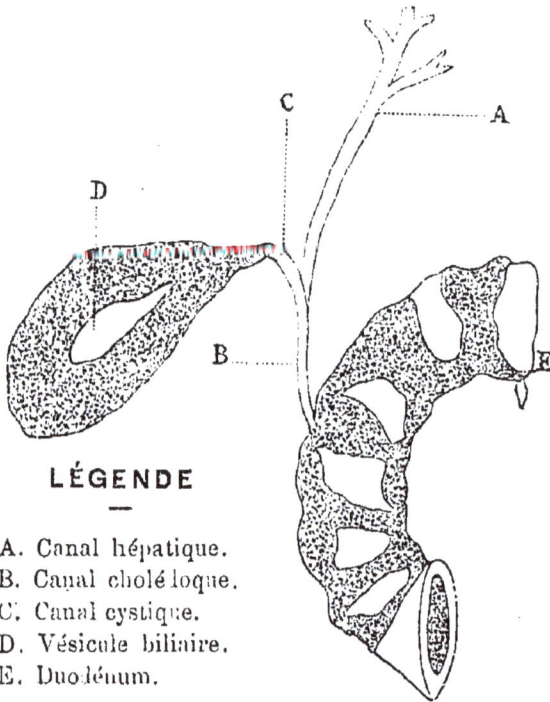

LÉGENDE

—

A. Canal hépatique.
B. Canal cholédoque.
C. Canal cystique.
D. Vésicule biliaire.
E. Duodénum.

JAUNISSE

(ICTÈRE-CHOLIHEMIE)

Tous les buveurs d'eau à Vichy connaissent cette maladie, l'aspect seul suffit. En effet, combien de ces malheureux souffrants passent non-chalamment dans les belles allées du Parc ! On les remarque à leur air mélancolique, à leur ennui, à leur figure de soufre, à leurs yeux jaunes, couleur de safran, de vert de gris. Ils sont plus ou moins maigres, décou-ragés, parfois étiques. Cependant pourquoi se décourager ? Le plus grand nombre repart avec un œil gai, un sourire sur les lèvres, l'es-poir assuré de vivre longtemps. Trois ou quatre saisons passées à Vichy, station, entre toutes agréable, suffi-

sent pour conduire le malade à ce
précieux résultat.

Dans cette maladie, les divers
tissus du corps sont jaunes, la peau
surtout ; les conjonctives (blanc de
l'œil) sont jaunes, cette coloration est
dûe à la rétention de la bile dans le
foie, à l'oblitération du conduit hépatique (A) du canal cholédoque (B), à
la présence de la bile dans la circulation du sang ; un seul de ces cas suffit.

Grand nombre de maladies orga-
niques du corps humain, présente
cette teinte jaunâtre, mais je ne
m'occupe que de celles du foie qui
sont les plus nombreuses, les plus
connues, les plus observées, surtout
à Vichy. A quoi bon, dans ce petit
volume, traiter l'Ictère des voies
digestives, de l'altération du sang,
des fièvres, des nouveaux nés, de

la peur, de la colère, des causes nerveuses ou morales. La vraie cause ici est l'altération du tissu du foie ou le trouble des fonctions sécrétoires du foie.

Le médecin doit alors palper, percuter cet organe en général et sa vésicule biliaire en particulier (D). Notre cher professeur Piorry aimait cette palpation, cette percussion ; à l'aide de son plessimètre, on peut suivre jour par jour, en traçant des lignes au crayon, l'état du foie et guider le malade.

DES MATIÈRES FÉCALES

Ces matières sont à examiner très souvent, car un fait certain est que ces résidus sont secs, durs, blancs, décolorés, lorsque la jaunisse se déclare, c'est-à-dire lorsqu'il y a

rétention de la bile dans le foie, oblitération du canal cholédoque (B) et
qu'ils deviennent jaunes, naturels,
lorsque l'obstruction a disparu. Le
teint ne tarde pas à indiquer l'amélioration produite par les eaux de
Vichy. Malades et médecins sont
donc forcés, malgré la répugnance
qui en résulte, d'examiner les déjec-
tions de presque tous les jours.

Dans cette maladie il y a vive
démangeaison sur tous les membres ;
l'appétit est presque perdu ; nausées,
vomissements bilieux sont fréquents,
le pouls est naturel ; la sueur,
tachant en jaune les vêtements
internes, est un phénomène très
ordinaire. Lorsque les conjonctives
sont très injectées en couleur jaune,
le malade voit souvent tous les objets
teints de cette même couleur.

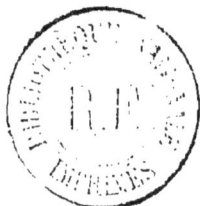

LES URINES.

Il est absolument nécessaire que le médecin se rende compte toujours non seulement des matières fécales mais des urines comme dans le diabète sucré, ce que j'ai démontré dans mon livre intitulé : du *diabète sucré, de sa guérison.* Cet examen est un devoir pour toutes les maladies traitées à cette grande station thermale.

Dans la jaunisse, suite de rétention de bile par obstruction des conduits biliaires, l'urine est peu abondante, épaisse, d'un aspect huileux causé par la matière colorante de la bile et les sels d'acides qui s'y trouvent toujours. Si l'ictère est spasmodique, moral, nerveux, l'urine est transparente, sans dépôts, ce qui forme un diagnostic à peu près certains des causes de la maladie. Celle qui contient les pigments de la bile, en une certaine proportion, se reconnaît facilement non-seulement, comme je le disais tout à l'heure, à son aspect huileux, mais à sa forte coloration, qui est tantôt d'un brun rougeâtre, tantôt d'un vert foncé ou d'un vert pré. Par l'agitation, elle mousse fortement et colore le papier à filtrer en jaune ou en vert.

Un des moyens simples de constater la présence de la bile est l'acide sulfurique concentré, versé en abondance dans l'urine ; elle passe alors au vert foncé puis au pourpre ; l'acide nitrique est aussi une bonne ressource d'analyse (les pharmaciens habiles de Vichy, réussissent parfaitement ces opérations). Si l'on ne trouve plus de bile dans les urines, c'est une preuve que la sécrétion aura repris son cours naturel et le pronostic d'amélioration sera certain.

TRAITEMENT DE L'ICTÈRE PAR LES EAUX DE VICHY.

LEUR MODE D'ACTION.

Les Eaux de Vichy présentent, d'après des milliers d'expériences, une vertu spéciale pour le traitement de la jaunisse ; le foie reçoit les principes minéralisateurs par l'estomac et après digestion par la veine-porte ; elles débarrassent alors le sang et les tissus des organes de la matière colorante dont ils sont imprégnés et l'entraînent au dehors par les urines et la transpiration ; la bile reprend ensuite son cours naturel.

VICHY

MÉTHODE A SUIVRE DANS L'EMPLOI DES EAUX SUR PLACE.

Le malade prendra, aux premiers jours, deux verres d'eau de la *Grande-Grille*, par demi-verre, dans la matinée et dans la soirée ; quatre jours après il augmentera la dose d'un verre et ira jusqu'à six et sept verres, toujours par fractions de verre : promenade entre chaque visite à la source.

Un bain quotidien d'eau minérale de trois quarts-d'heure à une heure sera pris le matin ou vers les trois heures du soir. S'il survient de la diarrhée, le sous nitrate de bismuth, la limonade albumineuse, auront bien vite fait leur effet ; s'il y a, au

contraire constipation, on emploiera
lavements, douches ascendantes,
purgatifs doux, tels que rhubarbe,
calomel, jalap, huile de ricin, sirop
de groseilles, boissons délayantes.
Dans les deux cas il faut un temps
d'arrêt ; le repos, la diète, seront
imposés ; les ferrugineux, le quinquina seront ordonnés dans la faiblesse, etc., etc. Ce sera l'affaire du
médecin qui guidera lo malade. En
tout cas ne pas se décourager et per-
sister.

La coloration peut ne pas dispa-
raître de suite, même pendant la saison, mais il est d'expérience certaine, qu'il y aura amélioration,
sinon guérison complète pendant la
saison ou quelque temps après le
départ. Les soins hygiéniques seront
indispensables.

RÉGIME ALIMENTAIRE

La carotte est légendaire à Vichy, pas un hôtel ne saurait dévier à l'habitude de présenter le précieux légume au repas du matin. Ce mets ne se recommande que par sa couleur imitant celle du malade ; les jaunes d'œufs n'ont pas plus d'effets curatifs.

Aux repas on évitera les aliments trop substantiels, l'abus des viandes noires, des spiritueux. Une vie sédentaire est nuisible. Comment du reste ne pas se promener à Vichy !.

L'abdomen, surtout vers l'hypochondre droit, sera recouvert d'une grande ceinture de flanelle, consolidée de telle façon que le moindre froid, la moindre humidité ne puisse se faire sentir dans cette région.

COLIQUES HÉPATIQUES
ET
CALCULS BILIAIRES.

CAUSES DES COLIQUES

C'est dans l'âge adulte et même dans l'âge avancé que cette maladie est plus fréquente. Il y a peu de différence pour les sexes, cependant la femme a le premier rang ; les riches, qui, au lieu de prendre de l'exercice, font des tapisseries, des broderies, du matin au soir, sont surtout atteintes de ces coliques.

L'homme sédentaire, l'homme de bureau, l'écrivain, le journaliste, le notaire. sont plus souvent frappé

que le travailleur à air libre. De
vives émotions, les boissons alcooliques, la bière, prédisposent à ces
rudes épreuves. L'usage immodéré
du tabac, comme je l'ai décrit dans
mon volume contre l'abus du tabac,
au point de vue médical, couronné
en Sorbonne (1) est une cause à peu
près certaine, déterminante.

La goutte est souvent un antécé-
dant; pendant ma pratique médi-
cale, j'ai rencontré maintes fois les
coliques hépatiques dans les des-
cendants de parents goutteux; la
lithiase biliaire est héréditaire très
souvent, mais la principale, à peu
près l'unique cause, est la présence
des calculs biliaires dans les canaux
excréteurs du foie. C'est au médecin

(1) *Le cri d'alarme*, vol. in-8, en vente à Vichy,
chez les libraires.

de soigneusement diagnostiquer où est le siége des concrétions morbides, c'est-à-dire si elles sont dans le conduit hépathique (A), la vésicule biliaire (D), le conduit cystique (C), ou le canal cholédoque (B).

CALCULS BILIAIRES

Le calcul biliaire, qui intercepte l'écoulement de la bile dans l'intestin, généralement cause des coliques hépatiques, est, à l'œil, lisse, onctueux, doux au toucher ; sa couleur est verte, jaune souvent, parfois blanchâtre ; ses formes sont diverses, ou ovales, ou pyramidales, ou cubiques ou hérissées, selon l'endroit qu'il a occupé.

Ces concrétions se forment dans

les radicules du conduit hépatique
(A) et surtout dans la vésicule biliaire
(D) qui en est le véritable siége,
dans le conduit cholédoque (B), dans
l'intestin (E). Les calculs peuvent
s'élever au nombre de cinq à dix et
même à mille, trois mille ; c'est
alors de la gravellée, du sable
biliaire ; ils peuvent peser de 10 à 14
grammes ; le plus grand nombre ne
s'élève pas au-dessus de 0,1 gr. à
0,2 gr.

Dans la vessie, autre réservoir de
calculs, quoique bien différents des
premiers, on trouve aussi variation
de nombre, de volume et de consis-
tance ; il y a gravelle, sable, pierres.
Le calcul biliaire peut avoir la gros-
seur d'un pois, d'une petite noisette ;
le plus gros que l'on ait observé
avait quinze centimètres de long et

douze dans sa grande circonférence;
voyez quelle variation de crise, d'accès, d'attaques, il peut y avoir chez
le malade avec des données si différentes !

Que vous dirai-je, lecteurs, de la
composition chimique des calculs
biliaires? Peu vous importe que ce
soit de la cholestérine soluble ou
non, de la matière colorante composée
de bilianbine, de cholipyrrhine, de
biliphéïne, de bilifulvine, de bili-
praine, etc., etc.

Le tout est de vous guérir ou
au moins de vous soulager, ce qui est
certain par nos eaux de Vichy, si
vous suivez un traitement conforme
aux ordres de votre médecin.

Les eaux de Vichy excitent la vi-
talité générale et en particulier celles
des voies biliaires, de manière à

expulser les calculs ; elles les désa-
grègent, les fragmentent, les dis-
solvent, aident à leur expulsion en
sable et même en bloc. Dans les sel-
les, les matières fécales, on trouve
de petits grains noirs, brillants, irré-
guliers, friables ; ce sont des résidus
de calculs.

ACCÈS DES COLIQUES
HÉPATIQUES

Au début, il y a plus ou moins de
pesanteur dans l'hypochondre droit,
au dessous des fausses côtes droites.
La teinte ictérique, à la face, com-
mence souvent à paraître. Quelques
temps après, si l'accès est grave, la
douleur se fait connaître avec senti-
ment de brûlure, de déchirement, de
pincement, de violentes piqûres,

gagnant souvent l'épigastre, (estomac) le flanc gauche, l'épaule droite,
les lombes et même les voies urinaires (trajet de l'urèthre).

Le malade désespéré, fou, ne sait
quelle position prendre. La durée de
l'accès peut varier de quelques minutes à de longues heures, consti-
tuant ainsi de véritables attaques
pendant lesquelles il y a vertige,
délire, convulsions, syncope. Si la
douleur cesse vite, il faut admettre
que le calcul biliaire s'est frayé un
passage dans l'intestin (E) duodénum ; on le trouve alors dans les
matières fécales ; le médecin doit les
examiner sérieusement, s'il ne le
trouve pas, c'est qu'il a remonté
probablement dans la vésicule biliaire (D).

Pendant les grands accès, on voit

vomissements de mucosités ou de bile ; la respiration est gênée, fréquente, la fièvre apparaît, le cœur s'agite ; à la suite il y a abattement, appréhension terrible, ictère continu ; la digestion est pénible.

Les intervalles d'accès viennent du passage successif de plusieurs calculs ou d'une seule pierre qui s'avance par saccades.

On connaît la fin de l'attaque à la cessation plus ou moins rapide des douleurs, de l'anxiété, de la chaleur épigastrique.

TRAITEMENT DES COLIQUES HÉPATIQUES A VICHY

———

C'est à la station thermale de Vichy qu'il faut demander la guérison de cette terrible maladie. Souvent pendant la cure il se déclare quand même une crise vers le huitième, neuvième jour ou à la fin du troisième septenaire, alors on suspend le régime des eaux pendant quelque temps, et le médecin indique le moment de le reprendre. Ordinairement, à Vichy, les coliques du foie disparaissent assez vite ainsi que la jaunisse et les troubles de la digestion, les eaux empêchant la formation de nouvelles concrétions ; cependant si la crise continuait le malade se procurerait la fameuse panacée de Durande, dont on médit beaucoup, mais qui a rendu et rend encore les plus précieux services.

Essence de thérébentine . . . . . .   8 gr.
Dissoute dans l'éther sulfurique . .   12 gr.

L'éther agit comme antispasmodique et la thérébentine comme purgatif. Si des maux d'estomac arrivaient, on suspendrait la potion.

Dans ces moments le patient suivra un régime doux, avec viandes blanches, rôties ou bouillies, des fruits, des légumes frais, des boissons délayantes. Les purgatifs légers, l'huile de ricin, le calomel, l'eau de Püllna, etc., peuvent être employés avec avantage s'il y a constipation. A l'état vraiment aigu de la crise,

on aura recours aux sangsues sur
l'endroit douloureux du foie, à l'o-
pium, au chloroforme en lotions.
L'injection hypodermique de morphine 0,25 d'hydrochlorate de morphine dans cinq grammes d'eau dis-
tillée est une précieuse ressource que
le médecin ne doit négliger à aucun
prix. La sonde de Pravaz est vul-
gaire aujourd'hui, tellement elle est
reconnue bonne et souveraine contre
toutes les douleurs violentes et surtout dans le cas de coliques hépatiques. La morphine a pour effet de
faire cesser les contractions spasmo-
diques qui retenaient les calculs.

Dans cette maladie, les eaux de
Vichy doivent être prises deux ou
trois ans de suite, lors même qu'il
ne serait pas survenu d'accès. Si le
malade veut faire deux saisons dans

la même année, il faut un intervalle de six semaines à deux mois ; chez soi on aura recours aux eaux transportées, aux bains alcalins artificiels, surtout quand les douleurs se feront sentir dans la région hypochondriaque droite.

TRAITEMENT
DES COLIQUES HÉPATIQUES
A VICHY
EN DEHORS DES CURES

Pendant la cure ordinaire, exempte de coliques aiguës, de recrudescence, le malade boira de l'eau de la source de l'*Hôpital* trois à quatre demi-verres dans la matinée et trois à quatre verrées pleines de la source de la *Grande-Grille,* dans la soirée; un bain de 40 à 45 minutes (35°) lui sera ordonné le matin, une douche en arrosoir sur les lombes ou sur la région du foie pendant six à sept minutes au plus complétera le traite-

ment. La flanelle, comme je l'ai déjà
prescrit pour la jaunisse, est absolument utile vers la région malade
(flanc droit).

RÉGIME ALIMENTAIRE

Se priver de féculents, de pâtis-
series, éviter les mets lourds, les
aliments riches en graisses, les œufs,
le laitage, les sauces, les ragoûts.
La digestion des matières grasses
exige une intervention active du
foie, vu sa qualité d'organe sécréteur
de la bile ; la graisse absorbée donne
naissance à la cholestérine qui entre
pour une large part dans la constitution des calculs biliaires ; il faut se
nourrir de potages, de quelques viandes rôties, de légumes verts, de fruits

verts dont les acides se convertissent,
par la digestion, en carbonates alcalins ; le raisin convient parfaitement ;
en Italie, en France et dans tout le
monde médical, il est réputé excel-
lent.

Le malade mangera modérément
et peu à la fois ; une promenade à
l'air libre sera très utile, car l'état
sédentaire peut contribuer au déve-
loppement des calculs.

Point d'aliments épicés et surtout
de spiritueux, de vin pur, point d'é-
carts de régime, de mouvements violents, de courses forcées ; de là peut
arriver engagement des calculs
dans les voies biliaires.

En deux mots, nourriture légère,
peu abondante, composée de légumes
herbacés, de poissons, de viandes
blanches. En table d'hôte, on mange

trop, les convives vous excitent, on
va comme tout le monde et malheu-
reusement on ne choisit pas assez les
mets.

A. la moindre secousse, vers la
région du foie, il faudra diète, repos,
absence de toute contention d'esprit,
éloignement de tout ce qui pourrait
produire quelques émotions morales.

CONGESTION SANGUINE
DU FOIE.

(HYPÉRÉMIE)

Comme le foie est une glande éminemment active au point de vue vasculaire, la circulation sanguine y est énorme; de là engorgement, pléthore, congestion de l'organe si un obstacle quelconque vient interrompre le passage du sang veineux par la veine-porte, artériel par l'artère hépatique.

Toute difficulté mise à la progression du sang, même à travers le cœur, peut être occasion de congestion. L'aspiration, dans les poumons, étant incomplète, le sang s'accu-

mule dans les veines hépatiques ; il
s'échappe difficilement des capillai-
res de la veine-porte ; les rameaux se
dilatent et alors vient souvent l'hypertrophie sanguine. Par contre, les
causes augmentant l'aflux sanguin
dans le foie, v. g., le travail digestif
peut encore déterminer l'hypérémie,
la stase sanguine.

Je laisse de côté l'hypérémie trau-
matique, les climats très chauds, les
miasmes délétères. (Alger, Egypte,
Orient).

Aux premiers symptômes, on remarque une sensation de pesanteur
et de compression dans l'hypochondre droit ; parfois il y a un peu d'ictère, de douleur, d'inappétence, de
dégoût. A la percussion, à la palpation, on reconnaît facilement que la
glande a dû changer de volume ;

pendant un accès de dyspnée, la matité peut augmenter de plusieurs centimètres. Piorry avec son plessimètre est d'un grand secours à ce moment.

ANALYSE DES URINÈS

L'urine peu abondante, épaisse, contient parfois de l'albumine et souvent du pigment biliaire. L'albumine est facile à reconnaître par la chaleur à 70° ou à 100° ; alors elle se coagule, devient blanche plus ou moins semblable au blanc d'œuf qui est surtout un composé d'albumine. Inutile de parler de l'acide acétique, de l'acide nitrique ; ce serait trop compliqué. Le moyen de connaître la bile, comme je l'ai déjà dit, est l'acide nitrique concentré versé dans

l'urine qui passe alors au vert foncé
puis au pourpre.

TRAITEMENT A VICHY

Vichy sera toujours très utile
dans tous les cas de congestion hépatique, que cette affection ait pour
cause le cœur, la respiration, la stase
du sang dans l'organe par ralentisse-
ment ou excitation de la circulation.
C'est à la fin du traitement, après un
laps de temps considérable, que l'a-
mélioration se fait sentir. D'après
ces données, il faut prolonger le
séjour de la station thermale de
Vichy.

Les eaux seront prises à doses un
peu élevées, si l'estomac ne s'y
oppose pas; l'engorgement du foie

est une maladie où l'eau minérale
peut, avec le plus grand avantage,
être administrée en assez forte quantité.

En cas de constipation, le malade
prendra des purgatifs légers, par
exemple de la crême de tartre, de la
rhubarbe, etc. Dans un moment de
fatigue, avec appauvrissement de
sang, les préparations de fer sont
utiles ; enfin, s'il y a fièvre intermit-
tente, ce qui arrive souvent, la qui-
nine, le quinquina se présentent.
Les amers, à petites doses, l'éther,
les médicaments aromatiques seront
très appréciés.

Le malade fréquentera surtout les
eaux chaudes, l'*Hôpital,* le puits
Lardy, la *Grande-Grille,* deux verres le matin, trois verres le soir par
demi verre : bain modéré, chaque

jour, d'une demi-heure à trois quarts d'heure.

TRAITEMENT ALIMENTAIRE

Dans cette maladie on évitera tout aliment gras, excitant, trop nourissant et difficile à digérer ; les alcooliques, le poivre, la moutarde, le café, doivent être évités. En un mot proscrire les matières animales, la graisse, les épices, les boissons fermentées. Par contre, il faut un régime doux, des aliments végétaux, acides ou mucilagineux.

L'existence sera active : monter à cheval, marcher sans excitation est indispensable, car l'exercice est très profitable.

DE LA CIRRHOSE (CIRE)

C'est un état particulier du foie qui donne aux tissus de l'organe l'aspect de la cire. L'hypertrophie de la substance jaune en est la cause. Rien de particulier pour le sexe, l'âge.

Une habitation malsaine, humide, la constitution, peuvent contribuer à cette maladie. Les affections du cœur la déterminent quelquefois, sans parler de l'emphysème pulmonaire ; les tubercules, les émotions morales, vives, les grandes fatigues corporelles et les troubles digestifs sont en général accusés.

Au début, il y a gêne dans la région hépatique, douleur faible, sourde. La palpation, la percussion, ne fournissent ordinairement que des caractères négatifs.

L'ictère est rare ; mais la peau au visage, au cou, a une coloration jaunâtre. La face est un peu cuivreuse, se rapprochant de l'ictère jaune, verdâtre.

L'ascite (cérosité dans le ventre) est le premier phénomène apparent; il devance l'œdème des jambes (membres inférieurs). Bientôt vient un amaigrissement notable; la face se crispe, se ride ; les membres supérieurs et inférieurs participent à ce dépérissement qui fait contraste avec le volume du ventre. Des vomissements muqueux, bilieux se montrent ; il y a constipation. Les urines, couleur jaune-orangé, sont très foncées, souvent rougeâtres, denses, fortement acides, chargées d'urate d'ammoniaque, se précipitant par le refroidissement ou par l'addition d'une petite quantité d'acide nitrique ; il n'y a point de sueurs ; la peau est rugueuse et a l'aspect terreux.

TRAITEMENT
DE LA MALADIE AIGUË

Sangsues à l'anus, à l'hypochondre droit ; vésicatoires, cautères, diurétiques, médicaments désobstruants, fondants, pilules bleues à dose de cinq à dix centigrammes, de une à cinq par jour ; elles sont formées de conserves de roses dans lesquelles on éteint complètement le mercure métallique ; ces pilules ont une grande réputation.

A VICHY

Malgré l'épanchement séreux dans le ventre, aux membres inférieurs et supérieurs et à la poitrine, malgré le cœur qui se met souvent de la partie, les eaux de Vichy seront favorables et le malade aura des résultats excellents. Les eaux, dont la base principale est le carbonate de soude, ont produit des résultats sérieux dans ces maladies où la plupart des médicaments échouent.

Les bains alcalins ou sulfureux, pris à peu près tous les jours, seront tempérés, et dureront une demi-heure ou trois quarts d'heure au plus.

Le malade boira à la source de l'*Hôpital* un verre et demi à deux verres en trois ou quatre fois le

matin ; vers les deux à trois heures,
deux demi-verres au puits *Lardy ;* le
soir, essayer deux demi-verres à la
source de la *Grande-Grille.*

ALIMENTS

·On alimente le malade autant que
faire se peut, c'est-à-dire qu'il ne
faut pas de trop fortes nourritures,
en grande abondance, mais cependant des aliments substantiels, souvent répétés et à petites doses, bouil-
lons gras, viandes blanches, poissons variés, rôtis, bien triturés,
mâchés longuement. Le malade suivra un peu les caprices de son estomac, et évitera toujours les mets
qui n'auront pas pu être digérés
facilement.

HYPERTROPHIE DU FOIE

Cette maladie comporte, et augmentation du volume de l'organe et augmentation de sa densité. D'après tous les auteurs, la partie granuleuse est le siége de cette lésion. Le foie peut alors peser cinq, dix-huit, quarante kilog. dépasser la huitième côte et descendre jusqu'à l'ombilic, et au bassin. Doit-on admettre, pour cause, la suite de congestions sanguines répétées ? C'est peut-être vrai. Les fièvres intermittentes, les affections du cœur, des voies respiratoires, des voies digestives, forment les cas les plus nombreux de l'hypertrophie du foie.

Le Dr Wals donne, comme signe de l'hypertrophie du foie, un bruit qu'il désigne sous le nom de rhonchus ; c'est une crépitation particulière qui coïncide avec l'inspiration.

Par la palpation, la percussion, la mensuration, le médecin expérimenté, peut juger et prescrire à coup sûr.

Le malade maigrit, perd ses forces, sans s'en apercevoir ; sa digestion est plus ou moins facile ; il y a de la pesanteur dans le côté droit. La durée de la maladie est longue, à marche chronique.

Il peut y avoir ascite, œdème des membres inférieurs ; on doit alors examiner soigneusement le cœur. La jaunisse est presque toujours concomitante.

TRAITEMENT

Dans l'état aigu, une application de sangsues, à l'anus, à l'hypochondre droit répétée plusieurs fois, des purgatifs légers seront utiles.

A Vichy, où la maladie est presque toujours chronique, l'hypertrophie disparaît rapidement ; le bain tiède chaque jour à l'eau minérale pendant 45 minutes, la douche modérée sur le flanc droit sont excellents. M. Fleury a obtenu de grands succès par l'hydrothérapie.

Pendant les quatre premiers jours, le malade prendra deux verres d'eau à la source de l'*Hôpital* par demi-verre ; dans la soirée deux ver-

res à la source de la *Grande-Grille,*
toujours par demi-verre, au huitième jour on peut aller jusqu'à six
verres.

ALIMENTATION

Un régime sévère à table. Le foie
étant très gros et remplissant une
grande partie de l'abdomen, empié-
tant la région épigastrique, il est
évident que l'on ne peut, sans ris-
que d'indigestion, de vomissements,
d'étouffements, manger beaucoup à
la fois.

Le repos, sinon absolu, du moins
très-sérieux, doit être observé. Comment peut-on, dans une maladie où
le foie est énorme, permettre au malade des courses prolongées, des se-
cousses de voiture? il ne le pourrait
sans danger.

ATROPHIE DU FOIE

L'atrophie du foie est le contraire de l'hypertrophie; ici, il y a diminution du volume de l'organe, dans l'autre cas augmentation. Etant aiguë, cette maladie est surtout fréquente de vingt à trente ans; à l'état chronique elle persiste dans un âge avancé.

Point d'émotions vives; la peur, la colère, en sont souvent les causes; il y a alors fatigue, céphalalgie, langue chargée, puis jaunisse, comme dans presque toutes les maladies du foie; l'urine devient bilieuse, une douleur sourde se fait sentir dans l'hypochondre droit.

Le foie diminue d'un tiers, de la moitié et même des deux tiers. En revanche la rate est tuméfiée, gorgée de sang. C'est que la circulation ne se fait qu'imparfaitement.

Pour le médecin, l'exploration du foie est indispensable, ainsi que l'examen des urines brunes, montrant, au microscope, des cristaux recouverts de matières colorantes et contenant souvent de l'albumine.

TRAITEMENT

Pendant la maladie aiguë on appliquera sangsues, ventouses sur la région douloureuse; contre la constipation, les purgatifs énergiques seront de rigueur, par exemple aloès, séné, coloquinte; contre la diarrhée, sous-nitrate de bismuth;

contre l'épuisement, préparations de fer.

A l'état chronique le malade n'a point d'appétit, son aspect est blafard, il y a anasarque général, épanchement d'eau dans le péritoine. Alors des amers, des aromatiques légèrement astringeants sont nécessaires. Les purgatifs drastiques et les diurétiques violents utiles à l'état aigu, doivent être éloignés dans l'anasarque ; le malade est alors très fatigué et ne pourrait les supporter.

A VICHY

Deux verres d'eau à la source de l'*Hôpital*, le matin, par demi-verre, promenade entre les demi-verres ; le soir, trois verres à la source de la *Grande-Grille*, par demi verres,

toujours promenade sans fatigue
entre chaque demi-verre. Un bain
minéral chaque jour de 40 à 45 minutes, au moment le plus agréable.

ALIMENTS

Comme il est nécessaire de soute-
nir l'organisme affaibli, affaissé,
sans ressort, sans énergie, il faut
absolument un régime nourrissant,
corroborant. Avant tout, les aliments
doivent être très digestibles. Il est
facile au malade d'examiner ce que
son goût réclame et ce que son estomac digère, c'est pour lui une étude
à faire; tout ce qui sera supporté,
digéré, et surtout reconstituant, sera
parfait.

HÉPATITE AIGUË
HÉPATITE CHRONIQUE

HÉPATITE AIGUË.

L'hépatite aiguë est l'inflammation du foie, très-fréquente dans les pays chauds (Indes, Antilles, Sénégal, Algérie), ce qui ne l'empêche pas d'exister souvent sous notre climat tempéré. Un grand nombre de cas se montrent entre vingt et quarante ans. C'est souvent une conséquence, une suite de la dyssenterie, de la diarrhée ; il y a alors transport dans la veine-porte de matières septiques, puisées dans l'intestin par les veines intestinales. Nous laissons à la chirurgie les blessures du foie, et les corps étrangers introduits dans le tissu de l'organe. Au médecin à percuter, à palper la région malade, l'hypochondre droit, au-dessous des fausses côtes droites.

La douleur au début est très vive, spontanée.

AUGMENTATION DU VOLUME DU FOIE

Le professeur Piorry insiste sur l'augmentation du volume de l'organe, avec son plessimètre, il voulait que la hauteur du foie atteignit, sous l'aisselle, jusqu'à quinze et vingt-deux centimètres. La huitième côte est la limite ordinaire ; à la palpation simple, on trouve le bord inférieur descendu à trois, quatre, six centimètres et même plus au dessous des fausses côtes.

Après la douleur spontanée, survient souvent la jaunisse, teinte qui du reste, comme je l'ai déjà écrit plusieurs fois, apparaît à peu près dans toutes les maladies du foie.

TRAITEMENT
DE LA CRISE AIGUË

Saignées, sangsues, ventouses scarifiées, légers minoratifs, applications émollientes sur la région du foie, repos, diète, boissons adoucissantes ou rafraîchissantes.

A VICHY

Les eaux de la source de la *Grande-Grille* sont les plus favorables. S'il survient une crise, de suite les opiacés, les bains ; quinze à seize

gouttes de bicarbonate de morphine
d'un seul trait ; chloral sur la partie
douloureuse, injection hypodermique
avec la sonde de Pravaz.

Au médecin d'aviser.

HÉPATITE CHRONIQUE

L'hépatite est chronique si l'inflammation du foie, parcourant ses
périodes, ne détermine plus une
fièvre violente ; alors c'est le cas du
traitement des eaux de Vichy ; la
douleur est sourde, gravative, au
lieu d'être vive, lancinante. L'ictère devient plus accentué, l'augmentation du volume du foie est
plus fréquente ; cet organe peut de-
venir énorme ; de là grande gêne de
respiration, troubles digestifs, appétit capricieux (dyspepsie) les urines

sont bilieuses, rougeàtres, safranées s'il y a ictère prononcé ; à la fin un dépérissement lent, un amaigrissement continu, une faiblesse énorme apparaissent.

VICHY

TRAITEMENT DE L'HÉPATIQUE CHRONIQUE.

Aux douleurs sourdes il faut ventouses scarifiées sur l'hypochondre droit ; contre la constipation, sels de soude, de magnésie (15 à 20 grammes), eau de Püllna, rhubarbe (2 à 4 grammes) par jour ; contre la diarrhée qui peut alterner avec la constipation, on prendra sous-nitrate de bismuth, limonade albumineuse, etc., etc.

Un régime sévère, sans être trop débilitant, est ordonné, la limonade hydrochlorique (eau 1,000 gr. sirop sucre 60 gr., acide hydrochlorique jusqu'à agréable acidité) sera parfaite par demi-verre dans la journée.

A la source de la *Grande-Grille*, à celle de l'*Hôpital*, au puits *Lardy*, le malade trouvera grand soulagement ; deux à quatre verres par jour suffisent. Un bain minéral de 40 à 45 minutes, des douches en pluie seront très utiles. La flanelle entourera le ventre, surtout vers le flanc droit, la région hypochondriaque.

ALIMENTATION

L'alimentation sera peu abondante, le malade très sobre. Cependant à la fatigue, à l'épuisement, on remédiera par de bonnes viandes rôties ou grillées, quelques verres de bons vins de Bordeaux, d'excellents potages gras, vermicelle, tapioca, pâte d'Italie ; poissons de toute espèce, etc.

TABLE DES MATIÈRES

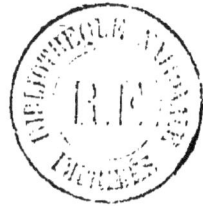

Vichy, imp. Wallon.

X

www.ingramcontent.com/pod-product-compliance
Lightning Source LLC
Chambersburg PA
CBHW070816210326
41520CB00011B/1973